BEI GRIN MACHT SICH IHR WISSEN BEZAHLT

- Wir veröffentlichen Ihre Hausarbeit, Bachelor- und Masterarbeit

- Ihr eigenes eBook und Buch - weltweit in allen wichtigen Shops

- Verdienen Sie an jedem Verkauf

Jetzt bei www.GRIN.com hochladen und kostenlos publizieren

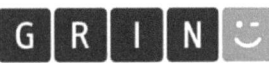

Bibliografische Information der Deutschen Nationalbibliothek:

Die Deutsche Bibliothek verzeichnet diese Publikation in der Deutschen National-
bibliografie; detaillierte bibliografische Daten sind im Internet über http://dnb.d-
nb.de/ abrufbar.

Impressum:

Copyright © 2018 GRIN Verlag
Druck und Bindung: Books on Demand GmbH, Norderstedt Germany
ISBN: 9783668916760

Dieses Buch bei GRIN:

https://www.grin.com/document/460517

Vladislav Seifert

Initiierung von Lernprozessen im Betrieb. Entwicklung eines systemisch-konstruktivistischen Ansatzes

GRIN Verlag

Hochschule für Gesundheit

Department of Community Health

Initiierung von Lernprozessen im Betrieb

Ein systemisch-konstruktivistischer Ansatz

Hausarbeit

Studiengang: Gesundheit und Diversity

Vorgelegt von: Vladislav Seifert

Bochum, den 12.07.2018

Inhaltsverzeichnis

1. Einleitung

Vom 17.-21. November des Jahres 1986 fand die erste internationale Konferenz zur Gesundheitsförderung statt. In Ottawa wurde eine Charta formuliert, die als Satzung und völkerrechtliche Grundordnung die Marschroute für eine neue Art der Gesundheitsförderung vorgeben sollte. Sie stellt Forderungen an alle Politikbereiche und ruft die unterzeichnenden Staaten dazu auf ihre Gesundheitssysteme zu reformieren. Zu den Hauptforderungen gehören unter anderem: das anwaltschaftliche Eintreten für die Gesundheit und Empowerment der Bürger/innen. Dabei soll ein höheres Maß an Selbstbestimmung ermöglicht werden, um Entscheidungen in Bezug auf die eigene Gesundheit treffen zu können. Gesundheitsbezogene Bildung und die Befähigung zu lebenslangem Lernen sollen neben der privaten Lebenswelt auch am Arbeitsplatz forciert werden (WHO 1986). 1997 wurde vom Europäischen Netzwerk für betriebliche Gesundheitsförderung die Luxemburger Deklaration verabschiedet. Die unterzeichnenden Organisationen der Europäischen Union verpflichten sich, die festgelegten Grundsätze umzusetzen. Zu den formulierten Grundsätzen gehören eine aktive Mitarbeiterbeteiligung und die Stärkung persönlicher Kompetenzen (ENWHP 1997). Nach mehreren Anläufen wurde 2015 das Präventionsgesetz in Deutschland verabschiedet. Damit sollen die Akteure/innen verstärkter den Fokus auf die betriebliche Gesundheitsförderung richten (Bundestag 2015). So profitieren die Beschäftigten in Deutschland von einem gut ausgebauten Gesundheits- und Arbeitsschutz. Die Krankheitstage sind im Vergleich zu früheren Generationen deutlich gesunken. Allerdings sind Fehlzeiten infolge psychischer Erkrankungen und Burn-out in den letzten 10 Jahren stark gestiegen. Die psychische Gesundheit ist zu einem gesamtgesellschaftlichen Thema geworden und schließt Erziehung, Bildung und Arbeitswelt mit ein (Koch-Institut 2015).

Lernen, Bildung, Selbstbestimmung und Gesundheitsförderung hängen eng miteinander zusammen (Schneider 2017). Es fehlen jedoch wirksame, wissenschaftliche Lern- und Bildungskonzepte, welche die Selbstbestimmung und persönliche Ressourcen im Setting Betrieb fördern. Es bedarf partizipativer Ansätze, bei den Lernprozesse initiiert und die Beschäftigten empowert werden (Hinding und Kastner 2011). Ziel dieser Arbeit ist die Konzeption eines Angebotes zur Initiierung von Lernprozessen im betrieblichen Setting.

Diese Thematik weist eine hohe Public-Health Relevanz auf, da Lern- und Bildungsprozesse den Erfolg von Gesundheitsmaßnahmen mitbestimmen bzw. eine Präventionsform darstellen (Mielck *et al.* 2012, Koch-Institut 2015). Die Ottawa-Charta als auch die Luxemburger Deklaration dient dabei als Richtlinie. Das Konzept basiert auf dem relevanten Forschungsstand zum Thema Lernen, Bildung und betriebliche Gesundheitsförderung.

Der Forschungsstand wird im Kapitel 2 „theoretische Grundlagen" dargestellt. Der Abschnitt „Bildung" definiert in den Unterabschnitten den Bildungsbegriff und die relevanten Bildungstheorien. Der Abschnitt „Lerntheorien und die systemische Perspektive" definiert in den Unterabschnitten zunächst den Lernbegriff. Weiterhin stellt er die relevanten Lerntheorien und die systemische Perspektive dar. Im Abschnitt „Selbstbestimmungstheorie" werden die drei Komponenten der Theorie; Kompetenzerleben/Selbstwirksamkeit, Autonomieerleben und soziale Eingebundenheit erläutert. Im Abschnitt „Gesundheitszirkel" werden zwei Modelle des Gesundheitszirkels vorgestellt sowie der Begriff definiert. Außerdem werden die Anforderungen an die Moderation dargestellt. Das Kapitel „Konzept" erstellt ausgehend von einem Szenario und den theoretischen Grundlagen ein Konzept zur Initiierung von Lernprozessen im Betrieb. Das Kapitel „Reflexion" betrachtet den Entstehungsprozess und das Konzept kritisch. Das Kapitel „Fazit" ordnet die Ergebnisse ein, identifiziert Erweiterungen und Desiderate.

Abschließend wird eine Eingrenzung des Themas vorgenommen. Diese Arbeit beschäftigt sich nicht mit dem betrieblichen Gesundheitsmanagement und seinen ökonomischen, rechtlichen sowie organisatorischen Aspekten. Der Begriff der betrieblichen Gesundheitsförderung wird zwar verwendet, der Fokus liegt jedoch auf den Lernprozessen in einem betrieblichen Setting. Das Szenario in Abschnitt 3.1 ist fiktiv und stellt eine praxisnahe Situation dar. Dies dient der Konzeption und unterstreicht den starken Praxisbezug dieser Arbeit.

Aus Gründen der besseren Lesbarkeit wird im weiteren Verlauf dieser Arbeit auf die gleichzeitige Verwendung männlicher und weiblicher Sprachformen verzichtet. Sämtliche Personenbezeichnungen werden daher in der weiblichen Form dargestellt, die männliche Form wird dabei impliziert.

2. Theoretische Grundlagen

2.1 Bildung

2.1.1 Definition von Bildung

Die Forschung nennt mehrere Ansätze, um den Bildungsbegriff zu definieren (Lehner 2009). Der humanistische Ansatz betont die Persönlichkeitsentfaltung und eine Anregung des Menschen, selbstbestimmt eigene individuelle Fähigkeiten auszubilden. Die Entwicklung einer Handlungsfähigkeit und Kompetenz zur Auseinandersetzung mit sich selbst, der Gesellschaft und der Welt (Lehner 2009). Nach Hartmut von Hentig umfasst Bildung drei Aspekte: das Wissen eines Stoffes, den Besitz von Fähigkeiten und den Prozess der Persönlichkeitsformung. Bildung zeichnet sich durch einen Doppelcharakter aus. So wird der Mensch einerseits auf das Erwerbsleben und eine konkurrenzgeprägte Gesellschaft vorbereitet. Andererseits ist sie die Voraussetzung dafür, sich dem gesellschaftlichen Verfügungsdruck durch Selbstermächtigung entziehen zu können (Lehner 2009). Nachfolgend werden drei Ansätze von Bildungstheorien vorgestellt: die materiale, die formale und die kritische Bildungstheorie.

2.1.2 Materiale, formale und kritische Bildungstheorien

Die *materiale Bildungstheorie* unterteilt sich in den bildungstheoretischen Objektivismus und in die Bildungstheorie des Klassischen. Der Bezugspunkt ist dabei das Objekt. Beim bildungstheoretischen Objektivismus ist gebildet, wer möglichst viel Wissen enzyklopädisch erworben hat. Nach der Bildungstheorie des Klassischen ist diejenige gebildet die Schiller und Goethe gelesen hat und an den zeitlosen Inhalten sittlich gereift ist (Lehner 2009). Die *formale Bildungstheorie* besteht aus den Theorien der funktionalen und der methodischen Bildung. Der Bezugspunkt ist dabei das Subjekt. Nach der funktionalen Bildungstheorie ist gebildet, wer die vorhandenen körperlichen, geistigen und seelischen Kräfte entfaltet hat. In der methodischen Bildungstheorie ist gebildet, wer das Lernen gelernt und methodische sowie instrumentelle Fähigkeiten erworben hat (Lehner 2009).

Die *kritische Bildungstheorie* nach Heydorn sieht das Bildungsziel in der persönlichen Vervollkommnung und dem Erlangen der selbstbestimmten Freiheit einer Person. Der

Mensch wird dabei als ein sich selbst steuerndes System angesehen. Dieser könne keine fremden Strukturen importieren. Technisches Nachmachen sei zwar möglich, erwirke jedoch im Lern- und Bildungsprozess keine Veränderung des Selbst. Lernen und Bildung erfolgen demnach in Kommunikationsprozessen mit der Umwelt durch störende Impulse von außen. Anpassungs- und Lernleistungen werden jedoch individuell vom Menschen selbst initiiert (Schneider 2017). Weiterführend werden solche Prozesse in den Unterabschnitten 2.2.3 betrachtet.

2.2 Lerntheorien und die systemische Perspektive

2.2.1 Definition von Lernen

Lernen stellt einen hochkomplexen Vorgang dar bei dem das ganze Gehirn und der Stoffwechsel beteiligt sind. Es erfolgt in einer kognitiv-sozialen Auseinandersetzung mit sich selbst und der Umwelt (Schneider 2017). Lernen wird als ein Vorgang beschrieben der zu relativ stabilen Veränderungen im Verhalten oder Verhaltenspotenzial führt und auf Erfahrung beruht. Diese Veränderungen können aber nur aus der sichtbaren Verhaltensänderung erschlossen werden (Lehner 2009). Lernen wird abhängig vom kulturellen Kontext sehr unterschiedlich definiert. Es können jedoch drei Grundmuster des Lernens identifiziert werden, die im Kontext der jeweiligen Lerntheorie entstanden sind. Lernen als: Abbildung, Aneignung und Konstruktion (Neubert *et al.* 2001). Lernen als Abbildung basiert auf festen Normen, Wahrheiten und einem streng hierarchisierten Verhältnis zwischen Lehrenden und Lernenden. Lernen als Aneignung, ist im Vergleich zum Abbildungslernen offener gestaltet. Es bietet die Möglichkeit der Aneignung der verschiedenen Inhalte durch die Vielfalt an Lernmethoden. Lernen als Konstruktion kritisiert die Illusionen des Aneignungs- und Abbildungslernens. Jede Lernende konstruiere ihr Lernen, Wissen und die dabei erzeugten Wirklichkeiten (Neubert *et al.* 2001) (siehe auch Unterabschnitt 2.2.3). Nachfolgend werden vier Ansätze von Lerntheorien vorgestellt: der Behaviorismus, der Kognitivismus, der Konstruktivismus und die Lernprozesse in der Systemtheorie.

5

2.2.2 Behaviorismus und Kognitivismus

Der *Behaviorismus* entstand in den 1920er Jahren. Dieser fasst den Menschen als eine „black box" auf, bei der nach einem Reiz von außen eine Reaktion folgt. Für diesen Ansatz sind beobachtbare und objektiv registrierbare Verhaltensweisen von Bedeutung (Lehner 2009, Willemse und von Ameln 2018). Innere Prozesse werden außer Acht gelassen. So wird angenommen, dass ein bestimmtes Verhalten wahrscheinlicher gezeigt wird, wenn es über Belohnung stimuliert wird. Der rein behavioristische Lernansatz wird heute stark kritisiert (Deci und Ryan 1993, Lehner 2009). Allerdings wird dieser Theorie im Rahmen des Grundlagen- und Faktenlernens weiterhin eine Berechtigung zugesprochen. Eine kleinschrittige, lineare und belohnungsorientierte Vorgehensweise könne bei kognitiv weniger fordernden Lerninhalten sinnvoll sein (Lehner 2009).

Als Konsequenz der Kritik am behavioristischen Ansatz entstand um die 1960er Jahre der *Kognitivismus*. Heute wird diese Periode als die „kognitive Wende" in der Psychologie bezeichnet (Deci und Ryan 1993). Diese Theorie nimmt die internen Aufnahme- und Verarbeitungsprozesse in den Blick. Sie behandelt Aspekte der Erwartung, Motivation, Informationsaufnahme sowie Speicherung als auch der Erinnerung und des Transfers. Die menschlichen Lernprozesse erfolgen abhängig vom Erfahrungs- und Entwicklungsstand. Neue Informationen werden durch kognitive Prozesse von Einschätzung und Bewertung mit bisherigem Wissen verknüpft und das Netzwerk kognitiver Strukturen erweitert (Deci und Ryan 1993, Lehner 2009).

2.2.3 Konstruktivismus

Siebert klassifiziert den Konstruktivismus als keine geschlossene Theorie, welche sich keiner einzelnen Wissenschaftsdisziplin zuordnen lässt (Siebert 1998). In der Lernpsychologie sind konstruktivistische Ansätze in den 1990er Jahren entstanden. Die Forschung bietet unterschiedliche konstruktivistische Ansätze, weshalb auch nicht von „dem Konstruktivismus" gesprochen werden kann. Die Ansätze bilden jedoch in vielen Punkten einen Konsens, worauf hier auch eingegangen werden soll. Zu den bekanntesten Vertretern zählen Jean Piaget, Lew S. Wygotzky, John Dewey und Jerome S. Bruner (Neubert *et al.* 2001, Lehner 2009). In Deutschland sind Stefan Neubert, Kersten Reich, Reinhard Voß und Rolf Arnold zu nennen. Nachfolgend sollen die wichtigsten Aspekte dargestellt werden, da eine tief gehende Darstellung deutlich über den Rahmen dieser Arbeit hinausgehen würde.

Der *Konstruktivismus* geht davon aus, dass es keine objektive Realität gibt bzw. diese nicht zugänglich ist. Der Mensch konstruiert durch eine subjektive Brille eine eigene Umwelt. Wissen und Lernprozesse können nicht direkt übertragen werden. Das Individuum kann nicht direkt gesteuert, jedoch von außen irritiert werden, wodurch unterschiedliche Konstruktionsleistungen initiiert werden können. Das neu aufgebaute Wissen verschmilzt dabei mit dem Vorwissen (Lehner 2009, Willemse und von Ameln 2018). Die Zielsetzung des Lehrenden wandelt sich zur Gestaltung von Lernarrangements. Die Lernenden werden animiert, ihr Lernen selbstbestimmt zu gestalten und neu zu erfinden. Im Rahmen des Erwachsenenlernens bieten sich diverse *konstruktivistische Lernmethoden* an. Darunter fallen bspw. die Metaplantechnik und die Wandzeitung. Die Metaplantechnik wird eingesetzt, um Gruppendiskussionen und Entscheidungsprozesse zu unterstützen. Die Ergebnisse werden an einer Pinnwand gesammelt und strukturiert. Die Wandzeitung dient dazu, Arbeitsprozesse im Lernen und die Ergebnisse zu dokumentieren (Reich 2008). Drei Aspekte des konstruktivistischen Lernens sind in diesem Zusammenhang zu nennen: die Konstruktion, die Dekonstruktion und die Rekonstruktion (Reich 1996, Arnold 2012).

Die *Konstruktion* betont das Lernen als Erfinden, indem die Lernenden in ihren Interaktionen einzigartige Wirklichkeiten erzeugen. Diese Konstruktionen gestalten sich für den Lernenden als viabel bzw. im jeweiligen kulturellen Kontext passend. Um das Neue zu verstehen und anzuwenden muss der Lernende es für sich konstruieren. Dazu bedarf es eines Erfahrungsfeldes in dem solches konstruieren, verstehen und anwenden ermöglicht wird (Reich 1996, Neubert *et al.* 2001). Das Lernen als *Dekonstruktion* betont die Notwendigkeit, eigene kulturelle und eingespielte Wirklichkeitskonstruktionen zu hinterfragen und zu relativieren. Dabei handelt es sich um eine kontinuierliche Aufgabe der „Verstörung" des Selbst und der Umwelt. Veränderte und überraschende Perspektiven einzunehmen, um die eigene Wirklichkeit einer Prüfung zu unterziehen, löst Lernprozesse aus (Neubert *et al.* 2001). Die *Rekonstruktion* beschreibt das Lernen als nachentdecken der „Erfindungen" bzw. des Wissens anderer. Sie geht davon aus, dass Lernende nicht alles neu erfinden aber vorhandenes Wissen für sich neu verarbeiten. Kulturelle Ressourcen und Wissen werden in die eigenen Konstrukte integriert, wenn es für passend erachtet wird. Das Rekonstruieren kulturellen Wissens kann bereichernd aber auch versperrend wirken. Die Aufarbeitung der Motive für bestimmte Annahmen der alten „Erfinder" ist im Prozess der Rekonstruktion als sinnvoll anzusehen (Reich 1996).

2.2.4 Der systemische Ansatz

Der systemische Ansatz hat seine Wurzeln in der Systemtheorie und weist viele Gemeinsamkeiten mit dem Konstruktivismus auf (Simon 2006). Die Systemtheorie hat sich aus unterschiedlichen Forschungsrichtungen in den 1980er Jahren entwickelt. Der Soziologe Niklas Luhmann gilt als der einflussreichste Systemtheoretiker im deutschsprachigen Raum. (Willemse und von Ameln 2018). Nachfolgend sollen ausgewählte relevante Aspekte des systemischen Denkens nach Luhmann dargestellt werden. Die Gemeinsamkeiten sowie Unterschiede zum Konstruktivismus sind nicht Gegenstand dieses Abschnittes.

Die Systemtheorie wird als eine komplexe und umfassende Betrachtungsweise beschrieben. Der systemische Ansatz hat sich im Kontext von Lernen und Bildung etabliert. Ansätze der systemisch-konstruktivistischen Didaktik sowie Pädagogik haben den Forschungsstand erweitert (Reich 2005, Schlippe 2010, Willemse und von Ameln 2018). Nachfolgend werden wichtige Grundsätze und Aspekte der Systemtheorie nach Luhmann dargestellt. Zu nennen sind die Begriffe: System, Autopoiesis, Selbstreferentialität, Homöostase, Kommunikation, Zirkularität und Perturbation/Irritation. Es können unterschiedliche Arten von Systemen genannt werden: biologische, psychische und soziale Systeme. Der Mensch selbst stellt ein biopsychologisches System dar und dient als Voraussetzung für die Bildung sozialer Systeme. Eine Gesellschaft besteht aus sozialen Systemen und erhält sich durch Kommunikation aufrecht (Siebert 1998, Willemse und von Ameln 2018). Menschen sind demnach lediglich Funktionsträger der Kommunikation. Systeme entstehen, indem sie sich von ihrer Umwelt abgrenzen. Jedes System hat eine eigene Struktur und Logik. Luhmann überträgt den Begriff der Autopoiesis von Maturana, auf soziale Systeme. Autopoietische Systeme sind von außen nicht gezielt beeinflussbar. Sie können aber durch Perturbation bzw. Verstörung oder Irritation angeregt werden, indem eine Information von außen in die systemeigene Wirklichkeit übersetzt wird. Dabei wird die Information nicht unverändert übernommen, sondern umkonstruiert. Information, die bei der Empfängerin entsteht und die ihr Handeln bestimmt, ist als ein Produkt der Empfängerin anzusehen (Siebert 1998, Willemse und von Ameln 2018).

Soziale Systeme zeichnen sich gemäß der Systemtheorie durch Selbstreferentialität aus. Sie konstruieren ihre Wirklichkeit nach systemeigenen Regeln und früheren Erfahrungen. Die Konstrukte können in Lernprozessen jedoch, wenn sie für unpassend erachtet, verändert bzw. umgedeutet werden (Siebert 1998). Diese Perturbationen lösen in Prozessen der Neukonstruktion, Spannungszustände im System aus. Das System strebt nach Homöostase bzw. Gleichgewicht und ist um Reduktion des Spannungszustandes bemüht (Blättner 1998). Soziale Systeme zeichnen sich durch zirkuläre Kommunikationsmuster aus. Ursache und Wirkung sind kreiskausal bzw. austauschbar (Willemse und von Ameln 2018).

Systemische Fragetechniken gelten als eine zentrale Interventionsform, um Irritationen bzw. Lernprozesse im System zu initiieren. Sinnvoll sind dekonstruierende, überraschend umdeutende und kontextualisierende Fragen. Diese sollen den Lernenden Perspektivwechsel ermöglichen, indem alternative Wirklichkeiten angeboten und Zusammenhänge aufgezeigt werden. Weiterhin dienen Skalierungsfragen dazu den subjektiven Zustand zu reflektieren sowie messbar zu machen um bei Veränderungen, Möglichkeiten des Vergleichs zu erzeugen. Nach Schlippe hat der systemische Ansatz die Förderung der Ressourcen und die Problemlösung zum Ziel. Die Lernenden sollen den Fokus auf eigene Fähigkeiten lenken, sich ihrer Möglichkeiten bewusst werden. Als Maxime gilt eine Haltung der Wertschätzung und Allparteilichkeit, die unterschiedliche Realitätskonstruktionen respektiert (Schlippe 2010).

In Kombination mit den systemischen Fragetechniken kommen weitere Methoden aus der systemischen Arbeit zum Einsatz. Darunter fallen Systemaufstellungen und die „reflecting teams" Methode. Systemaufstellungen dienen dazu, Beziehungsstrukturen offenzulegen. Die Aufstellung erfolgt im Raum und verdeutlicht die Beziehungsmuster durch mimische, gestische und die Nähe/Entfernung zueinander. Bei einer möglichen Variation repräsentieren die Personen nicht ihr Selbst, sondern bestimmte Problemteile wie Ziel, Hindernisse, Ressourcen und Aufgaben (Reich 2008). Die „reflecting teams" Methode dient der Entwicklung von unterschiedlichen Perspektiven und angemessenen Lösungsmöglichkeiten. Dabei wird die erste Gruppe vom systemischen Moderator interviewt. Die zweite Gruppe hört zu, macht sich Notizen und greift zu keinem Zeitpunkt ein. Anschließend tauscht sich die zweite Gruppe über das Gehörte aus, während die erste Gruppe zuhört. Beide Gruppen haben in den ersten beiden Phasen weder Augen- noch Gesprächskontakt. In der dritten Phase tauscht sich die gesamte Gruppe aus (Reich 2008, Cordts-Sanzenbacher und Goldbeck 2015).

2.3 Selbstbestimmungstheorie

Bei der Selbstbestimmungstheorie handelt es sich um eine Theorie der Motivation. Diese kann intrinsisch oder extrinsisch erfolgen. Die intrinsische Motivation ist geprägt durch interessenbestimmte Verhaltensweisen, die keine Konsequenzen in Form von Drohungen oder Versprechungen erfordern. Sie zeichnet sich durch Freude und Neugier am Tun aus. Bei extrinsischer Motivation werden bestimmte Handlungen wegen mit ihr verbundener Konsequenzen, wie Belohnung oder Bestrafung, ausgeführt (Krapp und Ryan 2002). Empirische Untersuchungen zeigen, dass selbstbestimmte Formen der Lernmotivation zu qualitativ besseren Lernleistungen führen und das Gelernte dauerhafter gespeichert wird (Deci und Ryan 1993). Um Lernprozesse erfolgreich sowie selbstbestimmt gestalten zu können, müssen demnach menschliche Grundbedürfnisse bedient werden. Diese interagieren und setzen sich zusammen aus: Kompetenzerleben, Autonomieerleben und der sozialen Eingebundenheit (siehe Abb.1). Die Befriedigung dieser Bedürfnisse gilt als Voraussetzung dafür, dass intrinsische Motivation und positives Lernerleben entstehen können (Krapp 2005). Bestimmte Formen extrinsischer Motivation, wie die integrierte Regulation, können lernförderlich und selbstbestimmt sein. Voraussetzung ist, dass Normen, Ziele und Handlungsstrategien mit denen sich das Individuum identifiziert in das Selbstkonzept integriert werden (Deci und Ryan 1993).

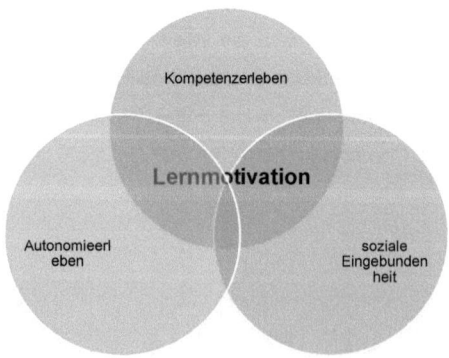

Abbildung 1 Selbstbestimmungstheorie nach Deci/Ryan, eigene Darstellung

11

Das Bedürfnis nach *Kompetenzerleben und Selbstwirksamkeit (SWE)* sind eng miteinander verbunden und werden nachfolgend synonym verwendet (Schwarzer 2004, Krapp 2005). Das Kompetenzerleben beschreibt den Wunsch des Menschen, sich beim Lernen als wirksam und handlungsfähig zu erfahren. Der Mensch möchte den gegebenen sowie zukünftigen Anforderungen gewachsen sein und diese bewältigen (Krapp 2005, Lehner 2009). Die Selbstwirksamkeit und das Kompetenzerleben spielen bei der Initiierung und Aufrechterhaltung von Lernprozessen eine wesentliche Rolle (Schwarzer 2004). SWE lässt sich durch wohldosierte Erfolgserfahrungen erhöhen, die das Individuum den eigenen Anstrengungen und Fähigkeiten zuschreiben kann. Erfolgserfahrungen werden durch das Setzen von Nahzielen und das Unterstützen von Bewältigungsstrategien ermöglicht (Schwarzer 2004, Bengel und Jerusalem 2009). Das Setzen von Zielen muss auf einem optimalen Anforderungsniveau geschehen. Zwischen dem aktuellen Fähigkeitsniveau und den zu bewältigenden Aufgaben darf keine zu hohe Diskrepanz bestehen, um Über-/Unterforderungserleben zu vermeiden. Positives Feedback kann ebenfalls die SWE und die intrinsische Motivation stärken (Deci und Ryan 1993).

Das Bedürfnis nach *Autonomieerleben* zeichnet sich durch das Erfahren der Übereinstimmung zwischen dem, was der Mensch für sich als wichtig erachtet und den aktuellen Aufgabenstellungen aus (Krapp und Ryan 2002). Autonomie ist demnach dann gegeben, wenn die Lernenden sich mit den Lernerfordernissen identifizieren können und diese in die eigene Weltsicht integriert haben (Deci und Ryan 1993). Die *soziale Eingebundenheit* beschreibt den Wunsch nach Verbundenheit zu anderen Menschen. Dabei besteht die angeborene motivationale Ausrichtung, in einem Milieu mit signifikanten Anderen zu interagieren, um sich autonom zu erfahren. Dabei fördern soziale Umgebungen die intrinsische Motivation, indem sie die Bedürfnisse nach Autonomie und Kompetenz unterstützen. Allerdings können bestimmte soziale Faktoren wie Druck, Kontrolle, Strafandrohungen und aufgezwungene Ziele die intrinsische Lernmotivation hemmen (Deci und Ryan 1993).

2.4 Gesundheitszirkel

2.4.1 Definition Gesundheitszirkel

Im betrieblichen Setting sind *Gesundheitszirkel* als eine partizipative Form der Mitarbeiterbeteiligung für Lernprozesse von großer Bedeutung (Stummer *et al.* 2008). Die Methode wurde in den 1980er Jahren nach dem Vorbild der Qualitätszirkel entwickelt. Gesundheitszirkel sind moderierte Gruppenarbeiten oder Workshops mit Beschäftigten eines Arbeitsbereichs. Diese treffen sich in regelmäßigen Abständen, mehrmals im Monat. Ziel ist die gesundheitsbezogenen Belastungen zu erkennen und Verbesserungsvorschläge zu formulieren. Außerdem soll die Stärkung des Gruppenerlebnisses und Verbesserung des offenen Umgangs miteinander erreicht werden. Gesundheitszirkel initiieren Kommunikationsprozesse von der Basis her bzw. bottom-up (Faller 2010, Schneider 2017). Die Wirksamkeit von Gesundheitszirkeln ist wissenschaftlich nicht belegt. Als Ursachen werden unter anderem das Fehlen von Qualitätskriterien und wissenschaftlicher Standards genannt. Die Gestaltung sollte abhängig vom sozialen Kontext sowie nachhaltig erfolgen (Schneider 2017). Nachfolgend werden zwei Ansätze zur Gestaltung eines Gesundheitszirkels vorgestellt. In der Praxis werden jedoch Überschneidungen beider Modelle eingesetzt (Stummer *et al.* 2008).

2.4.2 Düsseldorfer und Berliner Modell

Das *Düsseldorfer Modell* ist im Zusammenhang mit dem Arbeitsschutz entstanden. Es ist verhältnisorientiert und hat eine gesundheitsförderliche Umgestaltung der Arbeitsbedingungen zum Ziel (bspw. Ergonomie). Die Zusammensetzung des Gesundheitszirkels gestaltet sich hierarchisch heterogen. Sowohl Beschäftigte und der Betriebsarzt als auch die Betriebsleitung und der Betriebsrat sind vertreten (Blättner 1998, Faller 2010). Im Zentrum steht das Erfahrungswissen der Beschäftigten. Der Gesundheitszirkel ist thematisch offen und strebt einen Konsens bezüglich der Änderungen an. Feste Regeln bestimmen die Zusammenarbeit, wobei Sach- und Beziehungsthemen strikt getrennt werden.

Die Sitzungen werden von einer Moderatorin begleitet. Nach Friczewski greift der Düsseldorfer Ansatz, wenn sich Probleme relativ klar eingrenzen lassen (Faller 2010). Eine zentrale Zielsetzung dieses Ansatzes ist das Initiieren von Lernprozessen, durch die heterogene Zusammensetzung auch interhierarchisch (Stummer *et al.* 2008).

Das *Berliner Modell* unterscheidet sich in zwei Hauptpunkten vom Düsseldorfer Ansatz. Nach Blättner stellt es aus der systemisch-konstruktivistischen Sicht betriebsinterne Kommunikationsstörungen in den Vordergrund. Dieser betriebliche Kontext der fehlenden Kommunikation wird als die Hauptursache gesehen, wie bspw. ergonomische Mängel zum Dauerzustand werden konnten. Zum anderen gehören die Teilnehmenden des Zirkels einer Hierarchieebene an (Blättner 1998). Dies ermöglicht, dass die Teilnehmenden offen ihre Perspektive schildern und ihre Sprachlosigkeit überwinden können. Begleitend wird eine meist externe Moderatorin eingesetzt. Zur Lösung vielschichtiger Probleme sei das Berliner Modell durch sein systemisch-konstruktivistisches Vorgehen besser geeignet (Blättner 1998, Stummer *et al.* 2008, Faller 2010).

2.4.3 Anforderungen an die Moderation eines Gesundheitszirkels

Aus der systemischen Sicht, im Rahmen des Berliner Modells, lassen sich bestimmte Anforderungen an die Moderation formulieren (siehe Abb. 2). Die Haltung der Allparteilichkeit ist dabei vom Begriff der Neutralität abzugrenzen. Die Allparteilichkeit akzeptiert und respektiert empathisch jede Sicht. Die Neutralität weist dagegen eine emotionale Distanz auf und ergreift keine Partei. Die Darstellung erhebt keinen Anspruch auf Vollständigkeit. Dabei handelt es sich lediglich um ausgewählte Aspekte einer Moderatorin. (Schäfer 2009, Faller 2010, Haeske-Seeberg 2010, Schlippe 2010).

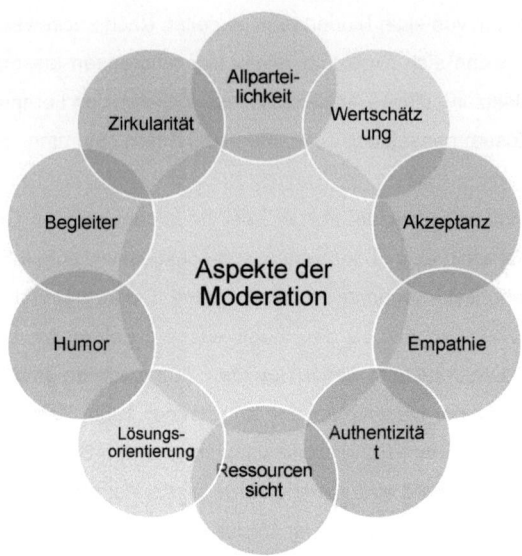

Abbildung 2 Aspekte der Moderation aus systemischer Sicht, eigene Darstellung

3. Konzept

3.1 Szenario

In einem Unternehmen bestehen seit einigen Monaten Kommunikationsstörungen und die Mitarbeiterinnen berichten von Konflikten und erhöhter psychischer Belastung. Einige lassen sich psychisch bedingt krankschreiben. Das Unternehmen erkennt die problematische Situation und lädt eine systemisch-konstruktivistisch arbeitende Moderatorin ein. Da das Unternehmen von diesem Ansatz viel Positives gehört hat, soll diese im Rahmen eines betrieblichen Gesundheitszirkels eingesetzt werden. Nach der Auftragsklärung mit der Unternehmensleitung finden die ersten Veranstaltungen statt. Der Auftrag lautet: Verbesserung der Kommunikation und Ursachenforschung der psychischen Belastungen.

3.2 Theoriebasierte Konzeptgestaltung

Ausgehend von der Zielsetzung dieser Arbeit und dem vorliegenden Szenario basiert die Konzeptgestaltung auf folgenden wissenschaftlichen Grundlagen. Diese sind erforderlich um Lernprozesse im betrieblichen Setting initiieren zu können. Das Konzept nimmt die *kritische Bildungstheorie* nach Heydorn und die *Selbstbestimmungstheorie* nach Deci/Ryan als Grundlage. Die kritische Bildungstheorie teilt in vielen Punkten die Sichtweise des *Konstruktivismus* und der *Systemtheorie (Geißler und Orthey 1995, Schneider 2017)*. Der *systemisch-konstruktivistische Ansatz* definiert den Menschen als ein sich selbst steuerndes System. Lernen bzw. Information kann nicht übertragen werden. Das System kann lediglich von außen perturbiert werden (Reich 2005, Willemse und von Ameln 2018). Systemische Methoden insbesondere in Form von Fragetechniken sollen als die zentrale Interventionsform eingesetzt werden. Dekonstruierende, überraschend umdeutende und kontextualisierende Fragen sollen das System anregen (Schlippe 2010). Der *kognitivistische Ansatz* wird impliziert, da Anpassungs- und Lernleistungen individuell vom Individuum konstruiert, *kognitiv* verarbeitet und angestoßen werden (Lehner 2009).

Der Lernprozess soll im Zusammenhang mit Konstruktion, Dekonstruktion und Rekonstruktion durch systemisch-konstruktivistische Methoden initiiert werden. Im Prozess der *Konstruktion* soll den Teilnehmenden ein Erfahrungsfeld geboten werden, in welchem sie ihre Wirklichkeiten konstruieren können. Im Prozess der *Dekonstruktion* sollen die Konstrukte der Teilnehmenden perturbiert werden, um einen Perspektivwechsel zu erreichen. In der Interaktion mit den Teilnehmenden sollen eigene Annahmen *rekonstruiert* und andere Perspektiven in die eigene Konstruktion integriert werden. Dies geschieht indem das Wissen und die Ressourcen anderer, die für den Teilnehmenden als passend erscheinen verarbeitet werden (Deci und Ryan 1993). Die Lerntheorie des Behaviorismus dient nicht als Grundlage dieses Konzepts. Die lineare Vorgehensweise erscheint für das komplexe betriebliche Setting als ungeeignet (Lehner 2009).

Zur Steigerung der Lernmotivation und positiver Lernerfahrung sind die Grundbedürfnisse nach der *Selbstbestimmungstheorie* zu bedienen. Das *Kompetenzerleben* soll durch die Beteiligung an Prozessen und den damit verbundenen Erfolgserlebnissen befriedigt sowie gesteigert werden. Das *Autonomieerleben* soll durch systemisch-konstruktivistische Methoden ermöglicht werden. Indem die Autopoiesis eines jeden Menschen betont wird. Die Gruppenform des Angebots zielt darauf ab, unterschiedliche Sichtweisen in Kontakt zu bringen und *soziale Eingebundenheit* zu erleben (Deci und Ryan 1993, Krapp und Ryan 2002). Das Konzept soll im Rahmen eines betrieblichen Gesundheitszirkels umgesetzt werden. Diese stellen eine partizipative Form der Mitarbeiterbeteiligung dar und sind für betriebliche Lernprozesse hochrelevant (Stummer *et al.* 2008). Die Gestaltung des Gesundheitszirkels richtet sich in der Startphase nach dem Berliner Modell. Dadurch soll der offene Austausch unter den Beschäftigten ermöglicht und die Systemkonstrukte erfasst werden. Im Verlauf des Lernprozesses sollen Beschäftigte höherer Hierarchiestufen einbezogen werden. Dies ist erforderlich um gesamtbetriebliche Lernprozesse anzustoßen (Blättner 1998, Stummer *et al.* 2008, Faller 2010).

3.3 Angebot zur Lernprozessinitiierung

Die Konzeptstruktur ist an die systemische Beratung angelehnt und auf den betrieblichen Kontext eines Gesundheitszirkels angepasst worden (Schlippe 2010). Die Anforderungen an die Moderatorin (siehe Abb.2) dienen als Grundlage ihrer Funktion als Lernprozessbegleitung. Das Angebot unterteilt sich in *sieben Phasen.* Wobei der zeitliche Umfang jeder Phase spezifisch auf den Betrieb zugeschnitten sein muss. Die Ziele die jede Phase verfolgt sind in der zweiten Spalte aufgeführt. In der dritten Spalte werden die Inhalte erläutert. In der vierten und fünften Spalte werden die verwendeten Methoden, Medien sowie Materialien benannt. Die Methodenquellen werden in der letzten Konzeptspalte angegeben. In der sechsten Spalte werden die systemischen Leitfragen aufgeführt. Diese dienen der systemischen Orientierung in der entsprechenden Phase. Die vorletzte Spalte kommentiert die entsprechende Methode, benennt die Art der systemischen Frage oder weist auf den didaktischen Hintergrund hin.

Konzept zur Initiierung von Lernprozessen im betrieblichen Setting: ein systemisch-konstruktivistischer Ansatz

Uhrzeit/Dauer	2-20 Minuten jeweils um 11:00	Thema	Psychische Gesundheit im Betrieb
Pause	20 Minuten	Zielgruppe/ TN-Anzahl	Teilnehmer am Gesundheitszirkel: Beschäftigte, Führungskräfte, Sonstige; 10-20 TN
Häufigkeit	2-4 mal/Monat	Ziele des systemisch-	Lernprozesse initiieren, Selbstbestimmung erhöhen, Kommunikationsmuster aufdecken
Setting	Gesundheitszirkel im Betrieb	konstruktivistischen	Autonomie, Kompetenzerleben und Gemeinschaftsgefühl fördern,
Ort:	Großer Raum (Konferenzraum, Besprechungsraum, Seminarraum)	Moderators	die Gruppe ihre eigenen Lösungen erarbeiten lassen
Zeitraum/Umfang	12-24 Gesundheitszirkel angelegt auf 6 Monate	Ziele des Auftraggebers	Gesundheit und Kommunikation verbessern, Gewinne erwirtschaften, Produktivität erhöhen

Phase	Ziele	Inhalte	Methode	Medien/Material	Systemische Leitfrage	Kommentar	Meth.Quelle
Joining	Aufbau von Vertrauen und eines Rahmens / Moderatorvorstellung / Verhaltenskodex	Allgemeines gegenseitiges vorstellen / Systemisch Kennenlernen: Dinge über andere erraten / Spielerisch Orchester: Zirkularität zeigen, TN interpretieren / TN erarbeiten Grundregeln der Zusammenarbeit	Kugellager / Mit anderen Augen sehen / Visualisierung / Metaplan	Flipchart und Stifte / Video / Pinnwand, Zettel, Stifte	Wie konstruierst du dich? / Was konstruieren dich die anderen? / Was tust du wenn der andere was tut? / Wie wollen andere behandelt werden?	Selbstkonstruktion offenlegen / Fremdkonstruktion offenlegen / Orchester als System, Spieler als Teile / Moderator sammelt, ergänzt, sortiert	bpb.de / epiz-berlin.de / YouTube / bildung.koeln.de
Überweisungskontext	Erwartungen der TN / Konsequenzen der TN / Befürchtungen der TN	TN konstruieren fremde und eigene Erwartungen / Konsequenzen des Gesundheitszirkels erfragen / Übereinstimmungen von Eigen- und Fremderwartungen / Wandzeitungen werden gegenübergestellt, diskutiert	Wandzeitung / Wandzeitung / Organigramm	Flipchart und Stifte / Flipchart und Stifte / Pinnwand, Zettel, Stifte	Wer hatte die Idee für den Moderator? / Was verspricht Überweiser sich davon? / Was müsste geschehen damit der Überweiser/andere TN zufrieden ist?	Moderator zeichnet Erwartungsebenen / Anhand des Organigramms sollen Erwartungen verglichen werden	bpb.de / bpb.de
Auftragsklärung	Anlass / Anliegen / Auftrag / Abmachung	TN erstellen Mindmap zu den 4 A's / TN schildern Erfahrungen mit Moderatoren und außern ihre Wünsche, Ziele, Euphorie und Skepsis. / TN stellen Prozess als Metapher dar (Weg als Autoreise)	Metaplan / Metaplan / Metaphernarbeit	Pinnwand, Zettel, Stifte / Pinnwand, Zettel, Stifte / Pinnwand, Zettel, Stifte	Was ist auf ihrer Autoreise vorgefallen? / Wo möchten Sie auf ihrer Reise hin? / Welche Rolle spielt der Moderator auf ihrer Autoreise und wie kann er helfen?	Moderator bietet Hilfestellung an um die Ergebnisse zu sortieren.	zaep.org / Schippe 2016 / uni-koeln.de
Problemerfassung	Problemmusteranalyse / Muster kontextualisieren / Ressourcenanalyse / Perspektivwechsel / Aufbrechen der alten Konstrukte.	TN schätzen Situation ein / TN Gruppe konstruiert Problem/Kommunikationsmuster / Stellen sich mimisch, gestisch, distanziell zu einander und versuchen Situation damit darzustellen, reden darüber / TN stellen sich im Raum auf und sind Repräsentanten der Problemteile Fokus, Ziel, Hindernisse, Ressourcen / Gewinn, zukünftige Aufgaben	Metaplan / Skulptur / Problemaufstellung	Pinnwand, Zettel, Stifte / TN selbst / TN selbst+Gegenstände	Von 1-10 wie belastgar ist das für sie? / Was tut XY wenn er XY ist? / Wie verhält XY sich wenn sie sagen er sei murrisch/unfreundlich etc.? / Von 1-100 wie ist die Erfolgsaussicht? / Welchen Gegenstand stellt Situat. Dar? / Wann tritt das Problem nicht auf? / Was ist schlimmste w. passieren kann? / Wann wäre Problem/Muster nützlich?	Skalierungs/prozentfragen / Kein Problem, sondern Muster und Lösungsversuch / Keine feste Eigenschaft sondern Verh. / Dekonstruieren/Verflüssigungsfrage / Externalisierung / Fragen nach Ausnahmen / Worst Case Fragen	Schippe 2016 / uni-koeln.de / systi.info
	Umdeutung	TN deuten durch systemische Fragen Problem um	Reframing	Pinnwand, Zettel, Stifte		Reframing	Schippe 2016
Zielfindung	Ziele formulieren / Problemtrance brechen	Zur erfahrbare Zielerreichung formulieren TN die Ziele auf allen Ebenen der Sinne / TN werden aufgefordert sich in neuen Zustand zu versetzen / TN werden in den Zustand der Problemlösung versetzt	VAKOG Modell / Ostfriesische Botschaften / Traumreise	Pinnwand, Zettel, Stifte	Wie merkt ihr, dass das Ziel erreicht ist? / Sei XY! Oder Wie Problem verstärken? / Stellen sie sich vor Problem ist gelöst...?	Ziele für alle Sinne erfahrbar machen / Paradoxe Fragen/Aufforderungen / Wunderfragen	degeval.org / Dieter Salomon
Zielerreichung	Gruppe erarbeitet Lösungsansätze durch neue Kommunikations-/Bedeutungsmuster	TN stehen als Repräsentanten für Lösungsbestandteile: Fokus, Ziel, Ausnahmen, Wunder, Kontext des Wunders / A)Gruppe1 wird systemisch interviewt. Gruppe2 hört zu. / B)Gruppe2 spricht darüber. Gruppe1 hört zu. C) Austausch	Lösungsaufstellung / Reflecting Team	Evtl Gegenstände / Papier, Stifte	Gab es ähnliche Situationen früher, die sie gemeistert haben? Was gab Kraft? / Was denken andere was d. Lösung ist? / Was löst das bei TN aus?	Es gibt nicht die eine Problemursache, daher suche nach Lösungswegen! / Ausreden lassen, Wertschätzung / Relativierende Erklärungen, Lösu. Angeb	uni-koeln.de / nach Sparrer / uni-koeln.de
Abschluss	Lösungsansätze darstell. / Reflexion / Ermutigung / Abschied	Die Lösungsansätze der TN werden gesammelt / TN schildern ihre Eindrücke und geben Rückmeldung / Die Gruppe wird wegen des erreichten gewürdigt / Ressourcen und Verantwortung der TN unterstreichen	Metaplan / Feedback	Pinnwand, Zettel, Stifte / Papier, Stifte	Wie stellen wir neue Hornbostase her? / Wo befinden wir uns auf der Autoreise? / Was haben wir im Gepäck was uns ans Ziel bringt? Welche Herausforderungen? / Was löst das bei TN aus?	Anmerkung zum Ende der Moderatortätigkeit: Gruppe sagt wann Ende ist. / Moderator unterstreicht das Erreichte	uni-koeln.de / uni-koeln.de

Quelle: Eigene Darstellung

4. Reflexion

Der Entstehungsprozess zu dem vorliegenden Konzept erwies sich als ein dynamisches Wechselspiel zwischen lehren und lernen. Einerseits zielt das Konzept darauf ab, Lernprozesse in der Zielgruppe des Gesundheitszirkels initiieren zu wollen. Andererseits war die Konzepterstellung selbst mit einem Lernprozess verbunden. Die eigenen Annahmen über Bildung und Lernen wurden im Rahmen der thematischen Auseinandersetzung dekonstruiert und das eigene System perturbiert. Aus dieser Perturbation heraus entwickelte sich das Konzept. Das eigene System wurde zum erweiterten Empfänger des Angebots, weil dadurch persönliche Lernprozesse initiiert wurden. Die Gestaltung eines Bildungskonzepts kann demnach nur gelingen, wenn die eigenen Lernerfahrungen reflektiert und daraus Aspekte abgeleitet werden. Weiterhin lässt sich der Schluss ziehen, dass Lernen und Lehren kein statisches Konstrukt ist. Es kann nicht vollständig „erreicht" werden. Vielmehr unterliegt es einem lebenslangen Prozess im Perspektivwechsel zwischen dem eines Lehrenden und dem eines Lernenden.

Diese Arbeit beschäftigt sich mit der Konzeption eines Angebots zur Initiierung von Lernprozessen im betrieblichen Setting. Die wissenschaftliche Literatur sieht den systemisch-konstruktivistischen Ansatz für das komplexe Gefüge eines Betriebes als geeignet an (Faller 2010, Schlippe 2010). Nach der Systemtheorie erhalten sich Systeme durch Kommunikation aufrecht. Gestörte Kommunikationsmuster können als ein Risikofaktor für psychische Erkrankungen im Betrieb angesehen werden. Demzufolge kann eine verbesserte Kommunikation psychischen Belastungen entgegenwirken (Faller 2010). Die partizipativen Gesundheitszirkel bilden eine gute Plattform, Konzepte dieser Art zu implementieren. Für die praktische Umsetzung können jedoch einige Schwierigkeiten benannt werden. Die Teilnehmer des Gesundheitszirkels stellen Erwartungen an die Umsetzung der formulierten Maßnahmen. Im betrieblichen Setting können wirtschaftliche und betriebsspezifische Hindernisse die Umsetzung torpedieren. Dies kann die partizipative Motivation untergraben und die Selbstwirksamkeit gefährden (Faller 2010). Der Verlust an intrinsischer Motivation kann sich hemmend auf die Lernprozesse auswirken (Deci und Ryan 1993)

Die in Abbildung 2 aufgeführten Anforderungen an den Moderator stellen kein komplettes Profil dar. Der systemisch-konstruktivistische Ansatz erfordert höchste Erfahrung. Da viele Methoden einen therapeutischen Charakter tragen, kann eine unprofessionelle Methodenanwendung Schäden beim Teilnehmer und im Betrieb verursachen. So wird von Fällen berichtet, in den die Intervention zu Entlassungen im Betrieb führte (Schlippe 2010). Die Kommunikationsmuster sind höchst sensibel zu behandeln und Perturbationen professionell durchzuführen. So haben sich die systemischen Dachverbände gegen bestimmte Methodenvarianten ausgesprochen, ohne aber die gesamte Methode infrage zu stellen (Schlippe 2010).

5. Fazit

Abschließend ist festzuhalten, dass Gesundheitszirkel nicht weit verbreitet sind. Im Jahr 2015 waren in 11 % der Betriebe Gesundheitszirkel eingerichtet (Faller 2010). Die bestehenden Gesundheitszirkel entbehren meist einer wissenschaftlichen Grundlage (Hinding und Kastner 2011). Der systemisch-konstruktivistische Ansatz kann die Qualität dieser partizipativen betrieblichen Maßnahme verbessern. Die in Kapitel 4 genannten Bedenken müssen jedoch beachtet werden, um keinen Schaden zu verursachen. Die Selbstbestimmungstheorie lässt sich gut mit dem systemisch-konstruktivistischen Ansatz vereinbaren. Die autopoietische Sicht auf den Menschen weist Parallelen zum Autonomieerleben auf. Durch verbesserte Kommunikationsmuster kann sich die soziale Eingebundenheit positiv auf die Lernmotivation auswirken. Der partizipative Ansatz des Gesundheitszirkels kann durch die konstruktivistische Didaktik verstärkt werden. Indem die Teilnehmer lernen, dass es keine einzig-richtige Realität gibt und ihre Vorschläge/Konstrukte ernst genommen werden. Gesundheitszirkel sollten im Rahmen des betrieblichen Gesundheitsmanagements implementiert werden. Der systemisch-konstruktivistische Ansatz eignet sich gut für das komplexe soziale System eines Betriebes. Es besteht weiterhin Forschungsbedarf zur Initiierung von Lernprozessen im betrieblichen Setting. Die Implementierung eines Gesundheitszirkels ist auch eine Frage der Bereitschaft diese Maßnahme finanzieren zu wollen. Daher bedarf es weiterer Überzeugungsarbeit in Form von Evaluationsstudien, um die Ansätze auf ihre Wirkungsweise hin zu überprüfen.

Literaturverzeichnis

Arnold, R. (2012) 'Ermöglichungsdidaktik–die notwendige Rahmung einer nachhaltigen Kompetenzreifung', *BWP*, 2(2012), 4548.

Bengel, J. and Jerusalem, M. (2009) *Handbuch der Gesundheitspsychologie und medizinischen Psychologie*, Hogrefe Verlag.

Blättner, B. (1998) 'Gesundheit läßt sich nicht lehren'.

Bundestag (2015) 'Präventionsgesetz vom 17. Juli 2015'.

Cordts-Sanzenbacher, K. and Goldbeck, K. (2015) *Werkzeugkoffer Gesundheit: Erfolgreich als Trainer und Coach im Bereich Betriebliche Gesundheitsförderung*, Beltz GmbH, Julius.

Deci, E. L. and Ryan, R. M. (1993) 'Die Selbstbestimmungstheorie der Motivation und ihre Bedeutung für die Pädagogik', *Zeitschrift für Pädagogik*, 39(2), 223-238.

ENWHP (1997) 'Die Luxemburger Deklaration zur betrieblichen Gesundheitsförderung in der Europäischen Union', *Ohne Angabe des Orts*.

Faller, G. (2010) *Lehrbuch Betriebliche Gesundheitsförderung*, Huber Bern.

Geißler, K. A. and Orthey, F. M. (1995) *Erwachsenenbildung als Einheit der Differenz von Subjekten und Systemen*, na.

Haeske-Seeberg, H., - (2010) *Projektgruppenmoderation im Krankenhaus : Techniken - Umsetzung - Praxisbeispiele*, Online-Ausg. ed., Stuttgart: Kohlhammer.

Hinding, B. and Kastner, M. (2011) 'Gestaltung von lernförderlichen Unternehmenskulturen zu Sicherheit und Gesundheit bei der Arbeit', *Bundesanstalt für Arbeitsschutz und Arbeitsmedizin (BAuA), Dortmund*.

Koch-Institut, R. (2015) 'Gesundheit in Deutschland'.

Krapp, A. (2005) 'Das Konzept der grundlegenden psychologischen Bedürfnisse. Ein Erklärungsansatz für die positiven Effekte von Wohlbefinden und intrinsischer Motivation im Lehr-Lerngeschehen', *Zeitschrift für Pädagogik*, 51(5), 626-641.

Krapp, A. and Ryan, R. (2002) 'In Selbstwirksamkeit und Lernmotivation. Eine kritische Betrachtung der Theorie von Bandura aus der Sicht der Selbstbestimmungstheorie und der pädagogisch-psychologischen Interessentheorie (pp. 54-82)'.

Lehner, M. (2009) *Allgemeine Didaktik: Eine Einführung*, UTB.

Mielck, A., Lüngen, M., Siegel, M. and Korber, K. (2012) 'Folgen unzureichender Bildung für die Gesundheit', *Bertelsmann Stiftung*.

Neubert, S., Reich, K. and Voß, R. (2001) *Lernen als konstruktiver Prozess*, na.

Reich, K. (1996) 'Systemisch-konstruktivistische Didaktik. Eine allgemeine Zielbestimmung', *Die Schule neu erfinden*, 3, 70-91.

Reich, K. (2005) 'Systemisch-konstruktivistische pädagogik', *Neuwied ua (Luchterhand)*, 19972.

Reich, K. (2008) 'Methodenpool Universität Köln', *URL: http://methodenpool. uni-koeln. de [abgerufen am 11.04. 2013]*.

Schäfer, Y. (2009) 'Moderation als Unterstützung innovativer Planungsprozesse', in *Innovationen im Raum-Raum für Innovationen: 11. Junges Forum der ARL, 21. bis 23. Mai 2008 in Berlin*, Hannover: Verlag der ARL-Akademie für Raumforschung und Landesplanung, 159-168.

Schlippe, A. v., - (2010) *Systemische Interventionen*, 2. Auflage, Online-Ausgabe ed., Stuttgart: UTB GmbH.

Schneider, V. (2017) *Gesundheitspädagogik: Einführung in Theorie und Praxis*, Springer-Verlag.

Schwarzer, R. (2004) *Psychologie des Gesundheitsverhaltens: Einführung in die Gesundheitspsychologie*, Hogrefe Verlag.

Siebert, H. (1998) 'Konstruktivismus-Konsequenzen für Bildungsmanagement und Seminargestaltung'.

Simon, F. B. (2006) *Einführung in Systemtheorie und Konstruktivismus*, Carl-Auer-Systeme Heidelberg.

Stummer, H., Innreiter-Moser, C., Moldaschl, K., Schaffenrath-Resi, M. and Eitzinger, C. (2008) 'Partizipatives Gesundheitslernen in Organisationen', *Gruppendynamik und Organisationsberatung*, 39(3), 351-365.

WHO (1986) *Ottawa-Charta zur Gesundheitsförderung*, Conrad, Verlag für Gesundheitsförderung.

Willemse, J. and von Ameln, F. (2018) *Theorie und Praxis des systemischen Ansatzes*, Springer-Verlag.

Abbildungsverzeichnis

BEI GRIN MACHT SICH IHR WISSEN BEZAHLT

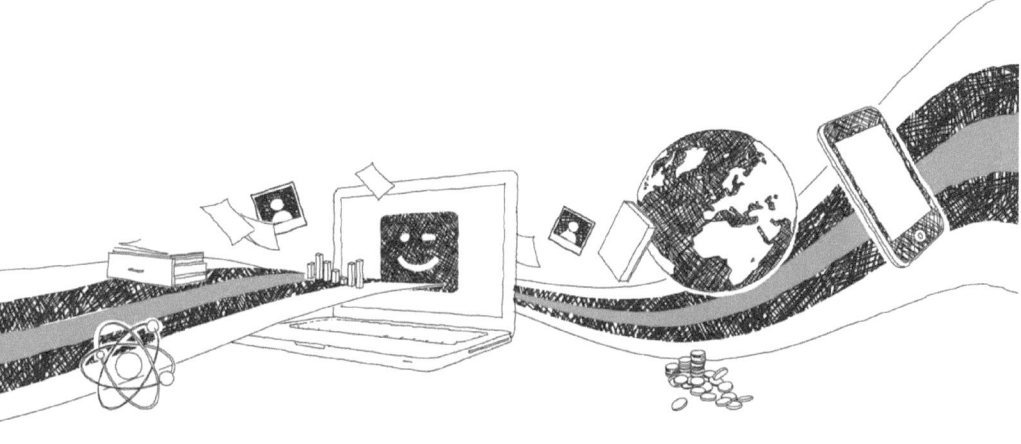

- Wir veröffentlichen Ihre Hausarbeit,
  Bachelor- und Masterarbeit

- Ihr eigenes eBook und Buch -
  weltweit in allen wichtigen Shops

- Verdienen Sie an jedem Verkauf

Jetzt bei www.GRIN.com hochladen
und kostenlos publizieren

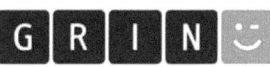